PRÉCIS

SUR LES EAUX THERMALES

DE ROYAT.

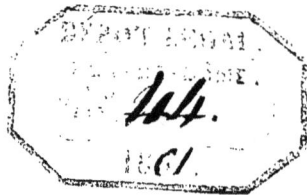

PRÉCIS

SUR

LES EAUX THERMALES

(Chloro-bicarbonatées mixtes, ferrugineuses, arsénicales)

DE

ROYAT

(PUY-DE-DÔME)

PAR

M. LE Dr C. ALLARD

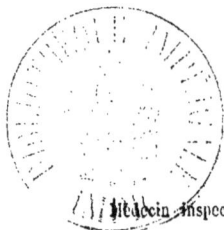

Médecin-inspecteur des Eaux de Royat et de Saint-Mart, Professeur suppléant
à l'École de Médecine de Clermont,
ex-Médecin sanitaire attaché à la Mission dans la région danubienne
en 1855,
Membre titulaire de la Société d'Hydrologie médicale de Paris
et de la Société de Médecine de Clermont,
Membre correspondant de la Société médicale d'Émulation,
des Sociétés de Médecine de Constantinople, de Marseille et de Gannat,
et des Académies de Clermont et de Metz.

PARIS

A. DELAHAYE, LIBRAIRE ÉDITEUR

PLACE DE L'ÉCOLE DE MÉDECINE

1861

PRÉCIS

SUR LES EAUX THERMALES

DE ROYAT.

I.

Bibliographie.

« Quand ce ne serait que pour ses eaux minérales, disait, il y a quelques années, un des écrivains les plus distingués du corps médical français, un médecin doit s'arrêter à Clermont. La ville est bâtie sur un monticule volcanique, au pied duquel jaillissent de nombreuses sources acidules, alcalines, ferrugineuses et calcaires, qui sont utilisées. La fontaine froide de Jaude est fréquentée par les chlorotiques. L'une des sources de Saint-Alyre alimente des bains minéraux, tandis que les autres servent à fabriquer des incrustations qui rivalisent avec celles de Gimeaux et de Saint-Nectaire. Mais le bijou hydrominéral du lieu est Royat, situé à deux kilomètres de Clermont, dans le joli vallon de Saint-Mart. L'histoire de cet établissement, aujourd'hui l'un des mieux aménagés de France, ne manque pas d'intérêt. » M. le docteur Dechambre entre ici dans des détails que l'on trouvera plus loin exposés très-complètement. Il ajoute plus bas :

« L'établissement (qui par le style et la distribution fait le plus grand honneur à M. Ledru, de Clermont), est richement pourvu... L'abondance de la source permet, en fait de bains, un luxe assez rare dans nos stations thermales, et qui consiste dans le renouvellement continu de l'eau pendant toute la durée de l'immersion. Ajoutez que la composition de l'eau de Royat est foncièrement identique avec celle du Mont-Dore (1), que les éléments minéralisateurs les plus importants sont en plus grande proportion dans la première que dans la seconde, notamment le bicarbonate de soude, le bicarbonate de chaux, le chlorure de sodium, les sels de fer; ajoutez encore qu'une source froide, acidule et ferrugineuse (les Roches), se trouve sur le che-

(1) Parfaitement exacte en elle-même, cette proposition souffre des réserves qui sont d'ailleurs dans la pensée de l'auteur. Quoique rapprochées, les indications de stations thermales voisines et analogues sont loin d'être identiques. Avec ce génie pratique qui le caractérisait à un si haut degré, M. Michel Bertrand, loin de se plaindre de la restauration des thermes de la Bourboule et de Saint-Nectaire, s'en félicitait hautement pour la fortune du Mont-Dore. Les nombreux établissements des Pyrénées, dont quelques-uns sont à peine séparés les uns des autres par quelques kilomètres, ne se nuisent pas réciproquement. Royat a grandi rapidement, et en quelques années est devenu de premier ordre; les stations voisines du Mont-Dore, de la Bourboule, de Châtelguyon, etc., ont-elles depuis diminué d'importance? C'est le contraire qui est arrivé, conformément à la loi économique suivant laquelle l'offre provoque toujours la demande, quand il s'agit d'un besoin social légitime non encore pleinement satisfait. Les eaux minérales tendent chaque jour à entrer dans la pratique de l'hygiène publique. Leurs indications répondent trop bien à certaines conséquences morbides de la vie civilisée actuelle, pour que leur fortune ne grandisse pas avec cette même civilisation. Les grandes maladies constitutionnelles qui forment le fond des affections chroniques changent avec les temps et avec les hommes. Des douleurs nouvelles demandent des traitements nouveaux. Nous croyons que les eaux minérales constituent le meilleur remède des maux de notre époque. Privilégiée à l'endroit de ses sources minérales, l'Auvergne méconnaîtrait ses intérêts en laissant sans emploi les richesses naturelles immenses dont elle a été dotée par la nature.

min de Clermont-Ferrand à Royat, et vous jugerez s'il n'y a pas là de précieuses ressources contre l'anémie, le rhumatisme chronique et la plupart des affections gastro-intestinales. Aussi l'établissement me paraît-il être entré dans une ère de prospérité croissante. » (*Gazette hebdomadaire*, lettre médicale, 12 février 1858.)

« Les eaux de Royat, disait aussi quelques années auparavant M. Chevalier, sont à mes yeux les plus importantes des eaux du département, et nous sommes convaincu qu'elles attireront à Clermont et à Royat un grand nombre de malades, qui y trouveront du soulagement; déjà beaucoup de guérisons ont démontré toute l'efficacité de ces eaux. » (*Journal de chimie médicale*, 1855.)

Parmi les auteurs qui ont consacré aux eaux de Royat de sérieuses études, il faut citer en première ligne M. le professeur Nivet, le créateur de leur fortune médicale, le conseil éclairé et infatigable de la commune, de l'architecte et des concessionnaires. Nous aurons souvent l'occasion d'avoir recours aux travaux de M. Nivet dans cette notice, que nous enrichirons le plus possible de glanes médicales empruntées aux auteurs qui ont écrit avant nous sur les eaux de Royat. MM. Chevallier père et fils ont étudié ces eaux sur les lieux, et l'un d'eux a publié sur Royat une notice estimée que nous avons déjà citée. MM. Dechambre (1), Homolle (2), Rotureau (3), Constantin James (4), sont venus successivement visiter l'établissement thermal de Royat, et ont publié à ce sujet des travaux très-importants. On trouve encore des articles précieux à consulter sur cette station thermale dans les ouvrages de MM. Durand-Far-

---

(1) Lettres médicales sur les eaux minérales. (*Gazette hebdomadaire*, 18 février 1858.)
(2) *Union médicale*, 20 mai 1858.
(3) *Des principales eaux minérales de l'Europe*. Masson, 1859.
(4) *Guide aux eaux minérales*.

del (1), Lebret (2), Lepileur (3), Félix Roubaud (4), Pétre-
quin et Socquet (5), Pidoux (6), etc. M. Lefort, le savant
auteur du *Traité de chimie hydrologique*, est venu sponta-
nément étudier les diverses sources de Royat. Ses analyses
font autorité dans la science.

De la lecture des divers auteurs que nous venons de nom-
mer, il est permis de tirer une première conclusion qu'il
suffit d'indiquer pour en montrer toute l'importance. Jusqu'à un certain point, *les eaux de Royat sont les eaux
d'Ems au centre de la France*. M. le docteur Rotureau,
dans son grand ouvrage sur les principales eaux minérales
de l'Europe, s'exprime ainsi : « Je dois signaler l'analogie
de température et de composition des eaux de Royat avec
les eaux d'Ems, qui ont la même thermalité, contiennent
les mêmes principes fixes et gazeux dans des proportions
à peu près identiques. Tous ceux, en effet, qui voudront
comparer les résultats obtenus avec les eaux d'Ems par
M. Frésénius, avec les eaux de Royat par M. Lefort, seront
frappés des rapports étroits qui existent entre les sources
de ces deux stations.

... « Il est certain que les eaux de ces stations seraient
à peine reconnaissables par un chimiste qui ferait en même
temps leur analyse quantitative et qualitative.» (ROTUREAU,
France, p. 494).

On peut dire plus encore : Non-seulement les eaux de
Royat sont analogues aux eaux d'Ems, mais il faut appeler l'attention publique sur ce fait que la France n'a rien

(1) *Traité thérapeutique des eaux minérales.*

(2) *Dictionnaire des eaux minérales*, par Durand-Fardel, Lebret, Lefort et François.

(3) *Les bains d'Europe.* Paris, Hachette, 1860.

(4) *Les eaux minérales de la France.*

(5) *Traité des eaux minérales.*

(6) Discussion sur le traitement thermal du rhumatisme. (*Annales de la Société d'hydrologie*, 1861.)

à envier à l'Allemagne au point de vue des richesses hydro-minérales.

« Quel besoin, disions-nous dans un travail publié dans le tome VI des *Annales de la Société d'hydrologie*, avons-nous d'aller chercher au loin les eaux de l'Allemagne, quand au centre de la France nous possédons cette admirable série des eaux alcalines de l'Auvergne, qui, par leurs minéralisations, leurs températures variées, peuvent fournir aux praticiens une véritable gamme thérapeutique, comme disait Astrié en parlant des eaux d'Ax? Quelle plus grande faveur la Providence pouvait-elle faire aux malades de notre pays, que de leur donner ces magnifiques groupes thermaux du midi et du centre, qui dans leurs indications embrassent presque toutes les maladies chroniques? Sources de santé et de richesse à la fois, les eaux minérales méritent toute l'attention et toute la sollicitude du malade, du médecin et de l'économiste. Les eaux des Pyrénées ont été jusqu'à ce jour privilégiées ; elles ont leurs indications spéciales qui ne sont pas celles des eaux de l'Auvergne ; elles méritent à tous les titres leur heureuse fortune ; mais leurs sœurs du centre ont-elles bien toute la réputation qui leur est due? Nous croyons fermement que non. Elles n'ont pas reçu jusqu'à ce jour tous les malades qu'elles réclament ; nous nous estimerions heureux si nos travaux pouvaient contribuer à le démontrer.

» Il appartient à notre science hydrologique de faire pour le groupe thermal du centre de la France ce que la mode a fait pour d'autres eaux. Pourquoi les malades ne préfèreraient-ils pas l'Auvergne à l'Allemagne? Sa situation centrale, la splendeur de ses sites, le nombre, la variété et l'importance thérapeutique des sources, la magnificence de quelques-uns de ses établissements, assurent au département du Puy-de-Dôme un grand avenir au point de vue thermal. Où trouverait-on une réunion plus remarquable

2

de sources médicinales diverses qu'à Clermont même, dont l'un des faubourgs en quelque sorte, Royat, est destiné à devenir un Ems français. Il appartient à une haute impulsion, qui, si nous en croyons d'heureux présages, ne doit pas leur manquer, d'ouvrir une ère nouvelle à ces stations thermales trop peu connues. »

A l'appui de notre proposition, nous pouvons invoquer encore le témoignage des savants auteurs du *Dictionnaire général des Eaux minérales*. « Les eaux d'Ems, disent-ils à la page 533, qui se rapprochent beaucoup, quant à la composition, des eaux minérales de l'Auvergne, donnent aussi lieu à des dépôts ou incrustations qui ont la plus grande analogie avec les premières. »

« Le département du Puy-de-Dôme est sans contredit l'un des plus riches en eux minérales et thermales. D'après le docteur Nivet, on n'y compte pas moins de 229 sources, dispersées dans 52 communes différentes. Ces sources sortent des terrains cristallisés pour le plus grand nombre, des trachytes, des laves, des terrains tertiaires ou d'alluvion. Toutes ces eaux minérales, à l'exception de celles du Puy-de-la-Poix, qui est sulfureuse, appartiennent à la classe des eaux ferro-carbonatées acidules, et tendent par là à se rapprocher des sources de Vichy, qui, comme on le sait déjà, prennent naissance dans un bassin tertiaire faisant partie de la Limagne d'Auvergne. » (LEFORT, *Annales de la Société d'hydrologie*, p. 133, t. III.)

La ville de Clermont est aussi bien dotée par la nature que les villes d'eaux les plus célèbres de l'Allemagne, et il ne tient qu'à elle de rivaliser avantageusement avec les grands centres thermaux des duchés de Bade et de Nassau.

L'affluence chaque année croissante des malades et des visiteurs à Royat est venue sanctionner les heureuses prédictions des savants hydrologistes qui encouragèrent de leur haute bienveillance la restauration de l'ancienne station hydro-minérale de Saint-Mart, et qui accueillirent avec tant de faveur l'annonce de l'ouverture des thermes actuels de Royat. Depuis le coup de sonde habile qui donna issue à la grande source thermale cachée depuis l'époque gallo-romaine sous ses propres incrustations, une révolution complète s'est opérée dans le vallon de Saint-Mart. Les *desiderata* que signalait M. Dechambre n'existent même plus. « On craint trop, disait-il, le voisinage de Clermont pour construire des hôtels à Royat ; et, de leur côté, les malades ne sont pas trop flattés d'avoir à parcourir plusieurs kilomètres pour boire et prendre un bain. Le service des omnibus n'est qu'un adoucissement et non un remède. Pas de promenades non plus à Royat. On parle d'ouvrir une avenue de la rive gauche de Tiretaine aux grands châtaigniers, mais la commune fait la sourde oreille, à ce qu'on m'a dit. » Depuis cette époque, de beaux hôtels, élevés autour de l'établissement, offrent le confortable nécessaire à des malades. Des jardins entourent aujourd'hui les thermes, et la route de la vallée, grâce à la haute initiative de M. le comte de Preissac, préfet du Puy-de-Dôme, et à l'intelligente administration de M. Maury, maire de Royat, fournira dès cette saison, aux malades et aux touristes, une des plus ravissantes promenades de France. Les merveilles des vallées de Royat et de Fontanat seront accessibles à tout le monde.

Un décret impérial récent vient de déclarer d'intérêt public l'établissement thermal de Royat.

II.

Topographie.

Le vallon où sont situés les sources et l'établissement de
Royat, et qui dépend de cette commune, a pris son nom
d'une petite chapelle aujourd'hui abandonnée et dédiée à
saint Mart *(sanctus Martius)*. C'était autrefois le but d'un
pèlerinage. La fête du saint est restée, et la foule vient
encore fêter le patron du lieu, le 28 avril. Situé au sud-
ouest et à deux kilomètres de Clermont, le vallon de Saint-
Mart est largement ouvert du côté de l'Orient, et protégé
contre les vents de l'ouest et du nord-ouest par les montagnes de Chateix et de Gravenoire. « L'air qu'on y respire est
aussi doux et aussi pur que celui de la Limagne d'Auvergne,
célébrée par saint Sidoine Apollinaire. » (Dr HOMOLLE.)

On ne saurait trop appeler l'attention sur cette situation
de Royat au niveau des plaines de la Limagne et au pied
des monts Dômes. Royat jouit ainsi de tous les avantages
des montagnes sans en avoir les inconvénients ; la température y reste très-convenable pour les malades durant plus
de la moitié de l'année, et les traitements thermaux peuvent y être faits avec avantage depuis le commencement du
printemps jusqu'à la fin de l'automne.

Le bassin de Saint-Mart forme l'entrée d'une longue et
étroite vallée à laquelle le ruisseau-torrent de Tiretaine a
donné son nom. La nature s'est plu à prodiguer toutes ses
richesses sur les pentes abruptes de cette gorge bien con-
nue des artistes. Nous ne pouvons résister au plaisir de
rappeler la description qu'en faisait Eugène Guinot dans
une de ses plus spirituelles *revues :*

« Un quart d'heure de marche, par un délicieux chemin, mène de Saint-Mart à Royat ; resserré entre deux montagnes couvertes d'une puissante végétation, le village est groupé à l'entrée d'une gorge profonde, creusée par un courant de lave. Ses blanches maisons, ses moulins, ses chaumières échelonnées sur une pente douce, apparaissent au milieu des arbres comme un nid de verdure. Au sommet se dresse l'église d'un aspect imposant, munie de tours et de créneaux, semblable à une forteresse. Au bas du village se trouve la célèbre grotte de Royat avec ses sources qui, jaillissant en cascades, vont se répandre dans la Tiretaine.

» Les admirateurs des beautés de l'Allemagne et de la Suisse ne trouveront dans leurs albums rien de plus pittoresque ni de plus suave que le tableau formé par ces rochers, ces bois, ces cascades, ce village qui grimpe et qui sourit à travers les arbres touffus, cette église formidable et cette grotte merveilleuse qui semble le frais et mystérieux asile d'une divinité mythologique, l'agreste boudoir d'une Naïade. » (Journal le *Pays*, 21 août 1859.)

Toute cette splendide verdure est suspendue sur des terrains volcaniques. Le grand courant de lave qui borne la vallée au nord descend jusqu'à quelques cents mètres de Saint-Mart, après y avoir formé les rochers célèbres qui surplombent le vallon.

Autour de l'Établissement thermal le sol se compose de terrains de transport et de calcaires travertins qui s'appuient sur des arkoses et des argiles. Ces derniers dépôts sont eux-mêmes surmontés, du côté du sud, d'escarpements de laves, hérissés de pointes et d'inégalités au milieu desquelles s'élèvent des bouquets de bois.

III.

Historique.

Plusieurs historiens ont parlé des sources thermales de Saint-Mart. Belleforest, qui écrivait en 1575, en fait mention; Jean Banc, en 1605; Fléchier, en 1665, dans ses *Grands-Jours* d'Auvergne; Chomel, en 1734; Audigier; Delarbre montrent que dans l'antiquité il existait à Saint-Mart et dans les environs des sources d'eaux minérales et des thermes, qui ont été délaissés à la fin de l'époque galloromaine. Jean Banc, cité par M. Nivet, s'exprime ainsi :

« *Et qui ne voit à Sainct-Marc une infinité de telles sources froides et chaudes, voyre des bains encores adjencez par l'antiquité qui, en ceste vieillesse et caducité, sont altérez de leur force et vertu; la négligence des roysins du lieu y ayant laissé mesler des sources froides et douces.* » Cet auteur ajoute qu'il serait facile « *d'arrêter les infiltrations et de réparer ces bains qui marquent estre une pièce fort ancienne d'employ et qui n'est pas beaucoup ruinée... Il n'appartenait qu'aux Romains d'immortaliser leur mémoire par une architecture tant forte et bien cimentée.* »

C'est en 1793 que l'établissement de Saint-Mart a été restauré et livré au public.

« L'existence de ces anciennes constructions était oubliée, lorsque la rectification de la route de Royat permit de faire, dans le chemin abandonné, des observations qui mirent sur la voie d'une importante découverte. La neige qui tombait en cet endroit fondait avec une grande rapidité, des dépôts de carbonate de fer existaient dans les fossés du voisinage. Ces indices firent soupçonner la présence d'une source thermale. Les habitants de Royat, encouragés par l'abbé Vedrine et par l'ancien maire Thibaud, se mirent à l'œuvre, sous la direction de M. Zani, fontainier à Clermont, et le 22 février 1843, les pionniers pénétrèrent dans un petit bâtiment carré, dont la voûte était largement ouverte. Le reste de l'édifice était bien conservé ; il avait quatre mètres de côté : une piscine occupait son centre ; elle était divisée en deux baignoires par une cloison médiane ; plusieurs tuyaux en terre cuite venaient s'y ouvrir ; l'un d'eux laissait arriver dans l'une des baignoires une source minérale qui faisait monter le thermomètre centigrade à + 34°. Une avance permettait de circuler autour de la piscine. La porte tournée vers le nord était soutenue par des montants en lave poreuse et feldspathique. S'il est vrai, comme le prétendent quelques archéologues, que l'emploi de cette dernière pierre de taille remonte seulement au dixième ou onzième siècle, on doit admettre que l'abandon de ces piscines est postérieure à l'une des époques que nous venons d'indiquer.

» Le 18 mai, une autre construction fort curieuse fut déblayée ; c'était un massif en béton, carré à l'extérieur, ayant quatre mètres cinquante centimètres de côté. Dans ce carré était inscrite une cavité irrégulièrement hexagonale, garnie intérieurement d'un banc peu élevé qui en faisait le tour. La profondeur totale de cette piscine était de cent soixante centimètres. Quelques suintements d'eau acidule pénétraient avec difficulté dans ce réservoir, lorsqu'un ouvrier, en frappant un coup de pince, donna issue à une nouvelle source thermale (1).

» En détruisant les couches supérieures des travertins placés entre les deux piscines, on vit sortir des sources

(1) Dans une petite pièce qui existait sous la route, on a trouvé un fût de colonne avec son astragale.

nombreuses dont la chaleur variait entre + 30 et + 33° centi-grades, elles s'échappaient au-dessous des coupures faites du côté du sud ; leur volume total, en y comprenant celui des sources des piscines, était, en 1844, de 196 litres à la minute (1). » (NIVET, l. c.)

Une autre source fut trouvée en 1845.

« De 1845 jusqu'en 1853, dit M. Lefort, le débit général des fontaines minérales récemment captées était de 280 litres par minute. Une piscine, des cabinets de bains, une buvette furent installés, et Royat commença à compter parmi les établissements thermaux de France.

» Mais une découverte plus importante que toutes les précédentes était réservée à cette contrée.

» Dans ses intéressantes *Études sur les eaux minérales de l'Auvergne et du Bourbonnais*, publiées en 1850, M. le docteur Nivet émit l'opinion qu'en pratiquant de nouvelles fouilles, on parviendrait à obtenir une quantité d'eau encore plus considérable. Sur les conseils de ce médecin inspec-teur, M. Buchetti fit enlever à la fin de l'année 1853 les calcaires travertins déposés par les sources minérales et qui gênaient la sortie de l'eau ; après le premier coup de mine, on vit jaillir à une grande hauteur une gerbe d'acide carbo-nique et d'eau minérale qui sert maintenant à entretenir l'établissement.

» Au moment de son irruption, la nouvelle source de Royat donnait 712 litres à la minute. Les fouilles ayant été continuées, M. François, ingénieur en chef des mines, trouvait, quelques semaines plus tard, 857 litres, et main-tenant ce débit s'élève à 1000 litres à la minute. »

(1) L'ordonnance qui permit l'exploitation des bains de Royat porte la date du 15 décembre 1845.

IV.

Analyse chimique.

« L'eau de Royat (1) a été analysée en 1843, c'est-
à-dire peu de temps après son premier jaillissement, par
M. Aubergier, et en 1845 par M. le docteur Nivet. Ces
chimistes virent qu'elle appartenait, comme celle du Mont-
Dore et la plupart des sources qui existent en si grande
abondance dans les terrains granitiques et basaltiques de
l'Auvergne, à la classe des eaux *ferro-carbonatées acidules*.

» Les différents travaux de captage et d'aménagement
entrepris depuis les recherches de MM. Aubergier et Nivet
nous ont fait supposer que ces eaux avaient pu subir quelques modifications, sinon dans la nature, du moins dans
la somme de leurs principes constituants, et qu'il serait
alors intéressant de refaire cette analyse en y appliquant
les nouvelles données de la science.

» Limité dans l'origine à l'examen de la source de Royat,
nous avons compris tout de suite, en nous rendant sur les
lieux, que notre travail serait incomplet si nous n'y com-
prenions l'analyse des sources du Bain-de-César, de Saint-
Mart et des Roches, situées à une petite distance de la première.

» Tous les chimistes hydrologues connaissent l'intérêt qui
s'attache à l'examen comparatif des sources d'eaux minérales situées les unes à côté des autres. Ils savent que le plus

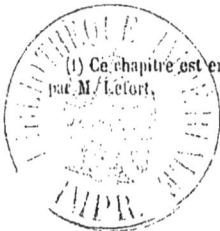

(1) Ce chapitre est emprunté aux *Recherches sur les eaux de Royat et de Chamalières*,
par M. Lefort.

3

ordinairement toutes ces sources se relient entre elles par
des canaux naturels , et ils supposent , avec raison , qu'elles
proviennent d'une même nappe d'eau. Mais , quoique ayant
la même origine , il arrive le plus souvent , pour ne pas
dire toujours , que les eaux voisines ne contiennent pas le
même poids de principes fixes , soit qu'elles mettent plus
de temps pour arriver sur le sol , soit que celui-ci ne possède pas partout la même constitution , soit enfin qu'elles
se mélangent pendant leur ascension avec des sources d'eaux
douces. En se modifiant ainsi , les eaux acquièrent des propriétés nouvelles dont la médecine sait habilement tirer
parti.

» L'analyse des sources de Royat et de Chamalières vient
à l'appui de ce que nous disons ici : elle montre que la source
principale de Royat est le centre, ou mieux le foyer de
toutes celles qui sont situées dans le voisinage , captées ou
non. Outre sa température , qui est plus élevée, elle contient une quantité plus grande de principes minéralisateurs,
ainsi que le montre le tableau suivant :

Résidu pour un litre d'eau.

Eau de Royat........ 4gr,152
Eau de Saint-Mart.... 1gr,052
Eau des Roches...... 2gr,760
Eau du Bain-de-César.. 2gr,344 (1)

» Les eaux de ces quatre sources ont été analysées en
1844 et 1845 par M. Nivet. Comme elles possèdent à peu
près les mêmes propriétés physiques et chimiques, nous
nous bornerons à signaler ici leurs caractères généraux.

» Elles sont toutes très-limpides , incolores , inodores ,

_____

(1) Un fait important vient corroborer cette opinion : en 1844 , M. Nivet, en évapo-
rant 1 litre d'eau du Bain-de-César, obtint 3gr,600 de résidu ; la température était alors
de + 32° centigrades. En 1856, nous avons trouvé seulement 2,344, mais M. Nivet a
constaté avec le même thermomètre + 29° centigrades seulement.

d'une saveur acidule, légèrement alcaline et ferrugineuse, très agréable. Elles marquent leur passage sur le sol par un abondant dépôt de sesquioxyde de fer hydraté, mélangé de sulfate, de carbonate et de phosphate de chaux, d'arséniate de fer, de silice et d'alumine. Elles rougissent (1) le papier de tournesol d'une manière sensible. Leur température varie depuis $+ 19^o,5$ jusqu'à $+ 35^o,5$ centigrades. »

» La présence de l'iode a été signalée dans l'eau de Royat et des Roches par M. Gonod fils, pharmacien à Clermont-Ferrand. Toutes mes expériences confirment celles de ce jeune chimiste.

» La présence de l'arsenic a été signalée pour la première fois dans ces eaux par M. Chevalier. Ce résultat a été confirmé depuis par M. Thénard, qui a trouvé que la source de Royat contenait 35 centièmes de milligramme d'arsenic par litre d'eau. Nous avons également obtenu, en opérant avec le résidu salin de six litres d'eau, quelques taches arsenicales. Mais si l'on agit avec le dépôt ferrugineux laissé sur le sol, on obtient des taches très-nombreuses de ce métal.

Source de Royat.

» La source qui fournit l'eau minérale et thermale de Royat est sans contredit la plus abondante et la plus importante de toutes celles que l'on trouve dans le département du Puy-de-Dôme.

---

(1) Plongé dans les baignoires, dans les piscines et même dans un verre plein d'eau de Royat dès que le gaz en excès s'est dégagé, le papier de tournesol, rougi par un acide, revient rapidement au bleu. La réaction alcaline subsiste seule. Relativement à l'alcalisation des urines, notre expérience n'est pas d'accord avec celle de M. le docteur Homolle. Comme le bain d'Ems, le bain de Royat d'une heure ne modifie pas sensiblement l'acidité normale de l'urine. M. Rotureau s'étonnait donc avec raison que l'expérience ne fût pas la même à Royat et à Ems. Dans quelques cas exceptionnels, nous avons pourtant vu se produire une alcalisation légère. (*Docteur Allard.*)

» Elle sort des calcaires travertins qui bordent à droite la rivière de Tiretaine, et s'élève (1) avec force d'un réservoir entièrement fermé, duquel part un large tube qui conduit l'eau dans un autre réservoir voûté. Elle sort ensuite de ce récipient pour s'engager dans des canaux enveloppés de charbon pilé et qui servent à alimenter les buvettes, les baignoires, les douches et les piscines. La disposition de ces canaux permet à l'eau de conserver toute sa chaleur native. Ainsi, d'après M. le docteur Nivet, la température de l'eau, prise à la buvette, est de 35°,5; au robinet des baignoires, 35°, et dans les baignoires 34° et 34°,5 centigrades.

Source du Bain-de-César.

» La source de César est située sur la rive gauche de Tiretaine, en face de l'établissement thermal de Royat et au-dessous du lieu désigné sous le nom de Grenier-de-César.

» Les anciennes constructions, mises à jour en 1822, montrèrent que cette source, restée enfouie pendant de longues années, avait été utilisée par les Romains, et avait alimenté un établissement thermal qui dut subir le même sort que les piscines découvertes auprès de la source de Royat.

» A l'époque indiquée plus haut, on trouva, à 15 pieds de profondeur, un puits carré, ayant un mètre de côté, et, dans l'un de ses angles, une source minérale traversée par un courant d'acide carbonique. Les murs de ce puits ont

---

(1) Il n'est pas un visiteur de la vallée de Royat qui n'aille admirer la source thermale, dont nous avons entendu M. le docteur Constantin James comparer le flot jaillissant au Spruddel de Karlsbad. (C. A.)

servi de fondement à un nouveau réservoir arrondi qui s'élève à plus d'un mètre au-dessus du sol, et dont l'ouverture offre un diamètre de cinquante centimètres. Un robinet, placé à la partie inférieure de ce puits, sert de buvette.

» L'établissement actuel consiste en une seule pièce, renfermant la fontaine, et huit cabinets munis chacun d'une baignoire de bois.

» L'eau du Bain-de-César possède la plupart des propriétés que nous avons déjà indiquées; elle marque 29° centigrades, et son débit est de 24 à 25 litres à la minute.

Tableau synoptique de la densité, de la température et des substances contenues dans un litre d'eau de chacune des sources minéralisées de Royat et de Chamalières (Puy-de-Dôme).

	NOMS DES SOURCES :			
	Royat.	César.	St-Mart.	Les Roches.
Densité...............	1,0025	1,0016	1,0020	1,0022
Température...........	35°,5	29°	31°	19°,5
Azote.................	5$^{c.c.}$,2	3$^{c.c.}$,8	4$^{c.c.}$,2	2$^{c.c.}$,8
Oxygène..............	1$^{c.c.}$,1	0$^{c.c.}$,9	0$^{c.c.}$,8	0$^{c.c.}$,4
Chlore...............	1,050	0,466	1,022	0,708
Brome et iode..........	indices	indices	indices	indices
Acide carbonique........	2,974	2,294	2,491	2,920
— sulfurique.	0,107	0,065	0,092	0,069
— phosphorique.......	0,010	0,008	0,004	0,003
Potasse...............	0,225	0,148	0,161	0,189
Soude................	1,185	0,572	0,689	0,909
Chaux................	0,392	0,267	0,320	0,372
Magnésie.	0,204	0,127	0,164	0,195
Alumine..............	traces	traces	traces	traces
Silice................	0,156	0,167	0,089	0,102
Protoxyde de fer........	0,020	0,009	0,018	0,018
Oxyde de manganèse	traces	traces	traces	traces
Arsenic...............	indices	indices	indices	indices
Matière organique.......	indices	indices	indices	indices
Totaux...........	6,323	4,123	5,050	5,485

Tableau synoptique des diverses combinaisons salines anhydres attribuées hypothétiquement à un litre d'eau de chacune des sources de Royat et de Chamalières.

NOMS DES SOURCES :

	Royat.	César.	St-Mart.	Les Roches.
Acide carbonique libre....	0^{lit},377	0^{lit},620	0^{lit},532	0^{lit},831
	ou 0^{gr},748	ou 1^{gr},229	ou 1^{gr},050	ou 1^{gr},646
Bicarbonate de soude......	1,349	0,392	0,421	0,428
— de potasse.....	0,435	0,286	0,365	0,312
— de chaux.....	1,000	0,686	0,953	0,822
— de magnésie...	0,677	0,397	0,611	0,514
— de fer........	0,040	0,025	0,042	0,042
— de manganèse .	traces	traces	traces	traces
Sulfate de soude..........	0,185	0,115	0,163	0,123
Phosphate de soude,......	0,018	0,014	0,007	0,005
Arséniate de soude.......	traces	traces	traces	traces
Chlorure de sodium.......	1,728	0,766	1,682	1,165
Iodure et bromure de sodium................	indices	indices	indices	indices
Silice...................	0,156	0,167	0,102	0,089
Alumine...............	traces	traces	traces	traces
Matière organique........	indices	indices	indices	indices
Poids des combinaisons salines anhydres, les sels étant à l'état de bicarbonates..............	5^{gr},724	4^{gr},067	5^{gr},396	5^{gr},146
Poids des combinaisons anhydres trouvées par expérience, les sels étant à l'état de carbonates neutres.................	4^{gr},152	2^{gr},344	3^{gr},952	2^{gr},760

» Si maintenant nous comparons nos résultats avec ceux obtenus par M. le docteur Nivet, nous trouvons des différences si peu sensibles, que nous sommes amené à conclure que toutes ces sources, et surtout celles de Royat, n'ont pas subi depuis douze ans de modifications importantes, soit dans leur nature, soit dans la proportion des principes minéralisateurs qu'elles tiennent en dissolution.» (LEFORT, Etudes chimiques sur les eaux minérales et thermales de Royat et de Chamalières. *Annales de la Société d'hydrologie*, t. 3.)

V.

Établissement thermal.

» L'établissement, que nous n'hésitons pas à classer parmi les plus beaux et les plus complets de France, renferme soixante-dix baignoires, vingt-deux appareils de douches, quatre piscines, deux salles d'aspiration, etc.

» La température de la source de Royat, qui est exactement celle des bains tempérés, permet de conduire directement l'eau de la source aux baignoires, sans déperdition aucune du gaz acide carbonique, et son volume considérable *donne la faculté de laisser couler un jet d'eau minérale dans la baignoire, pendant toute la durée de l'immersion, en maintenant au bain l'uniformité de température, une proportion constante d'acide carbonique et tous les avantages des bains de piscine.* » (Dr HOMOLLE, *Union médicale*, 29 mai 1858.)

L'établissement thermal présente sur la petite route du Mont-Dore, une façade avec frontispice, de quatre-vingt-huit mètres de longueur, décorée de statues et percée de trois grandes ouvertures en plein cintre, supportées par quatre colonnes isolées d'ordre ionique. Les ailes du bâtiment sont divisées en sept travées, au milieu desquelles s'ouvrent deux fenêtres pour éclairer et ventiler les salles de bains. La porte principale conduit au vestibule, sur les côtés duquel s'étendent deux galeries contenant cinquante cabinets de bains, dont deux avec doubles baignoires de marbre. Hautes, larges, bien aérées et très-bien éclairées, les galeries ont chacune cinq mètres de largeur, sept mètres de hauteur et trente-quatre de longueur. Les baignoires de pierre de Volvic sont encaissées de trente centimètres dans

le sol. Dallés de pierre, les cabinets de bains mesurent cinq
mètres de hauteur, deux mètres de longueur et un mètre
quatre-vingt-dix centimètres de largeur. L'eau minérale
arrive dans les baignoires (1) par deux robinets à clé don-
nant, l'un de l'eau à la température de la source, et l'autre
de l'eau minérale chauffée à 60° centigrades. Chaque galerie
s'ouvre du côté opposé au vestibule, dans une belle salle
parquetée qui sert de salle d'attente et de salon de lecture.
Un gymnase Pichery sera installé cette année dans chacune
de ces salles d'attente.

L'aile droite de l'établissement est affectée aux dames,
l'aile gauche aux hommes.

De chaque côté du vestibule central un élégant escalier
double en pierre conduit au sous-sol et au premier étage,
occupé par les salles d'aspiration. Deux grands chauffoirs
carrés précèdent les salles d'aspiration. Un serpentin de vapeur, placé au milieu de ces salles d'attente, en réchauffe
l'air de façon à fournir une transition graduée de température aux malades qui sortent de la salle d'aspiration, et qui,
enveloppés de peignoirs secs, doivent attendre dans ce
vestiaire la fin de la transpiration provoquée par l'aspiration
avant de s'exposer à l'air extérieur.

Les salles d'aspiration, de trois mètres cinquante centimètres de hauteur, de huit mètres de longueur, et de cinq
mètres de largeur, reçoivent la vapeur d'eau minérale par
un jet ou tuyau recouvert d'un capuchon en cuivre placé au
milieu de la pièce. Cinq gradins superposés permettent aux
malades de choisir le degré de chaleur qui leur a été indiqué
par le médecin. Ces salles ne sont que de grands cabinets
de vapeur, comme celles qui fonctionnent depuis longtemps

(1) Chaque baignoire est munie d'appareils de douches locales : gutturales, vaginales, articulaires, etc., alimentées par l'eau arrivant directement de la source et dis-
posées de façon à permettre aux malades de se doucher eux-mêmes et sans le secours
souvent gênant d'un aide.

au Mont-Dore. De chaque côté des salles d'aspiration sont placés trois cabinets, avec vestiaires, de bains et de douches vapeur forcée et un cabinet de douche ascendante.

Le sous-sol de l'établissement, ou plutôt le premier étage sur le ravin (car le niveau de la route sur laquelle est placée la façade est de plusieurs mètres plus élevé que le fond du ruisseau de Tiretaine qui longe les murs de l'établissement), contient deux grandes piscines, une pour chaque sexe, en lave de Volvic, de cinq mètres de longueur, de trois mètres de largeur et de un mètre vingt centimètres de profondeur. Encaissées dans le sol et présentant une saillie de vingt-cinq centimètres au-dessus des dalles, ces piscines reçoivent un courant continu d'eau minérale qui passe par-dessus les bords et gagne par une rigole extérieure l'aqueduc de dé-gorgement. Limpide dans les moments où la densité de l'atmosphère s'oppose au dégagement trop prompt de l'acide carbonique, l'eau des piscines blanchit dès que le temps devient orageux. Les bicarbonates passent à l'état de carbo-nates insolubles, qui se précipitent et forment sur les parois des piscines un sédiment ocracé. Autour des piscines ont été disposés onze vestiaires, séparés par des rideaux de toile, et deux baignoires munies de douches verticales.

De chaque côté du corps central de l'établissement, parallèlement aux ailes ci-dessus décrites, et derrière elles s'élèvent deux annexes importantes. A droite se trouvent douze cabinets de bains précédés chacun d'un petit ves-tiaire, et munis, outre la baignoire, d'appareils de dou-ches verticales et latérales. Une bachette placée sous la voûte même du cabinet, et alimentée par deux robinets d'eau minérale à 34° et à 60°, sert à préparer la douche séance tenante à la température précise indiquée par l'ordonnance. Un tuyau de caoutchouc permet au doucheur ou à la dou-cheuse placés dans le vestiaire derrière une porte brisée, de diriger la douche méthodiquement, sur le malade couché

4

sur un lit élastique imperméable. Il est ainsi possible de doucher les malades dans l'état de résolution complète des muscles, condition essentielle d'un traitement bien entendu. Des chaises à porteurs complètent le service des douches.

A gauche du corps central de l'établissement, se trouve une annexe symétrique à celle que nous venons de décrire. Dans ce corps de bâtiment sont réunis la machine à vapeur et l'établissement hydrothérapique. Au-dessus de la machine ont été placés cinq réservoirs affectés à l'alimentation des douches. Deux grandes cuves reçoivent chacune directement un jet d'eau minérale à la température de la source (35° centigrades). Dans l'une d'elles un serpentin de vapeur élève l'eau minérale de 35° à 60° centigrades. Deux tuyaux parallèles conduisent l'eau à 35° et l'eau à 60° dans les bachettes que nous avons décrites, et là se fait le mélange. Un autre tuyau fait circuler l'eau à 60° autour de toutes les baignoires de l'établissement, et permet ainsi de donner des bains à une température supérieure à celle de la source, selon les indications.

Une abondante source d'eau froide à température constante de 12°, coule dans la petite cour placée entre le corps central et l'annexe de gauche. Cette source alimente un réservoir placé à neuf mètres au-dessus du sol et d'où partent les douches hydrothérapiques. Deux autres petits réservoirs placés immédiatement au-dessous de ce dernier, et alimentés l'un par un jet à 35° et un jet à 12°, l'autre par un jet à 35° et un jet à 60° venant des grandes cuves, permettent de varier à l'infini la température et le degré de minéralisation des douches simples, jumelles ou écossaises placées immédiatement au-dessous, et que l'on administre dans les piscines hydrothérapiques.

Au-dessous de ces réservoirs et dans le même bâtiment annexe se trouve l'établissement hydrothérapique.

Deux sections symétriques sont établies pour les hommes et pour les femmes. Chacune d'elles est composée d'une vaste piscine à douche, d'une étuve, d'une petite salle de bains de pieds et de siége, et d'un vestiaire. Outre l'hydro-thérapie froide, les douches *écossaises*, *tivoli* et minérales, froides et graduées, peuvent être administrées à l'aide d'appareils appropriés, réunis dans le même établissement annexe ; le bain russe y a été aussi placé.

La combinaison, très-efficace dans certains cas, de l'hy-drothérapie froide et du traitement thermal est de date récente. La douche à deux températures, dite écossaise, a été le premier pas dans cette voie ; il arrivera un temps, prochain d'ailleurs, où tous les thermes seront munis de douches froides, douces ou minérales. Pourquoi se borner à l'action limitée de la douche froide d'eau douce, et ne pas joindre à l'action de la température celle des principes minéraux, qui sont précisément d'autant mieux absorbés qu'ils sont appliqués sur la peau à une température moins élevée ?

Tout concourait à engager les fermiers de Royat à cons-truire un établissement hydrothérapique, et la voix pu-blique en avait marqué depuis longtemps la place sur les rives du ruisseau de Tiretaine, aux eaux si fraîches et si pu-res. Nous doutons qu'il y ait au monde un établissement hydrothérapique alimenté par de plus belles sources froides que celles qui font la célébrité de la vallée de Royat.

De jolis jardins ont été tracés autour de l'établissement ; un gymnase, un cabinet de lecture, des jeux divers et des bancs placés à l'ombre permettent aux malades de se re-poser, ou de se livrer aux exercices du corps exigés par le traitement. Il reste à établir des bains et des douches d'a-cide carbonique. On connaît la puissance curative des bains d'acide carbonique dans le traitement des plaies. L'ancienne piscine gallo-romaine, où les visiteurs voient chaque année se renouveler les expériences célèbres de la grotte du Chien, pourra dès cette saison être arrangée de façon à recevoir des malades. Ces anciennes piscines, par suite des travaux de captage, sont placées au-dessus du niveau de l'eau, et ne sont accessibles qu'au gaz qui les remplit jusqu'au bord.

La cure thermale peut être combinée à Royat avec la cure de petit-lait ou de raisin, ainsi que cela se pratique à peu près dans tous les grands établissements de l'Allemagne. On connaît la supériorité des pâturages du Puy-de-Dôme et l'excellence des vignobles placés sur les côteaux volcaniques de Clermont. De tous les établissements de l'Auvergne, celui de Royat est le mieux situé pour l'introduction en France de ces méthodes allemandes, si précieuses, à l'étude desquelles un médecin distingué (1) vient de consacrer un livre remarquable qui ne manquera pas de propager les bienfaits des cures de petit-lait et de raisin, jusqu'à ce jour très-peu connues en France. Les thermes de l'Auvergne peuvent facilement offrir aux malades du petit-lait et des raisins excellents; ils acquerront ainsi une ressemblance de plus avec les stations minérales, alcalines ou salines, de l'Allemagne, qui déjà ont tant d'analogie avec les eaux du centre de la France.

(1) Dr CARRIÈRE, *Des Cures de raisin et de petit-lait.*

VI.

Action thérapeutique.

Toutes les eaux appartenant à un même groupe hydro-minéral ont une communauté d'action remarquable contre un grand nombre d'affections, diverses par le siége, mais provenant d'une cause morbide générale identique. Outre cette action dite *spéciale*, les eaux de même nature, et parmi celles-ci une source déterminée, peuvent avoir une action *élective* sur tel ou tel organe ou groupe d'organes. On exagère souvent ce second mode d'action jusqu'à vouloir attribuer à chaque source une *spécialité* ou propriété exclusive ; légitime dans une certaine mesure, cette recherche de la spécialité, dans le sens vulgaire du mot, devient pratiquement erronée, si elle ne reste pas secondaire dans la généralité des cas. L'action vraiment *spéciale* des eaux ne s'adresse pas exclusivement aux maladies de tel ou tel organe, mais à un état morbide général pouvant affecter des fonctions ou des organes divers.

On ne doit donc pas être étonné de voir figurer au nombre des maladies guéries par les mêmes eaux des affections qui, au premier abord, semblent très-différentes entre elles, et qui le sont en effet par le siége, mais non par la nature (1).

M. le docteur Nivet (à qui on nous saura d'autant meilleur gré d'avoir emprunté une partie de ce chapitre, que ses *Nouvelles recherches sur les eaux de Royat* sont à peu

---

(1) J'ai longuement développé cette thèse dans mon travail sur la *Thérapeutique hydrominérale des maladies constitutionnelles.*

près épuisées), a observé comme nous cette communauté d'action de certaines sources de même nature sur des maladies analogues.

« Voici, dit-il, la liste des maladies traitées avec succès à Royat, au Mont-Dore, à Saint-Nectaire et à Château-Neuf. Cette liste comprend toutes les affections morbides invétérées qui sont entretenues par un état d'affaiblissement général, par l'anémie, par une prédominance marquée du tempérament lymphatique ou lymphatico-nerveux ; toutes les affections chroniques qui sont liées aux vices rachitique, scrofuleux ou tuberculeux, au vice rhumatismal ou goutteux. On y voit figurer les catarrhes pulmonaires chroniques, les dyspepsies, les gastralgies et les entéralgies subaiguës, les atonies du tube digestif, les maladies anciennes de la muqueuse génito-urinaire, les leucorrhées et les engorgements indolents de l'utérus, la chlorose et l'anémie, les engorgements simples qui suivent les fractures et les luxations, les gonflements scrofuleux des jointures, les ankyloses, les hémiplégies incomplètes, les rhumatismes nerveux et musculaires internes et externes, les rhumatismes articulaires simples et goutteux.

» Royat et le Mont-Dore ont à leur disposition des salles d'aspiration où l'on traite avec succès le catarrhe pulmonaire chronique, l'asthme humide, l'asthme sec, la pneumonie chronique, la laryngite subaiguë et l'extinction de voix. Enfin, des hydropisies atoniques ont été guéries par l'usage des eaux de Royat et par celles de Saint-Nectaire.

» Du moment que des eaux thermales contenant des quantités variables des mêmes sels ont agi d'une manière efficace dans des affections si nombreuses, il faut bien admettre que ces liquides ont une action commune, et que les maladies dont nous avons fait l'énumération ont de l'analogie entre elles.

» Le lien de parenté qui rapproche ces états morbides est pour le plus grand nombre l'atonie ou l'anémie ; pour les autres, le vice rhumatismal. Les premiers exigent l'usage des toniques, des ferrugineux et des stimulants ; les seconds, l'emploi des dérivatifs cutanés ou des sudorifiques.

» Après avoir parcouru la longue liste de maladies que nous avons rapportée plus haut, les médecins doivent naturellement se demander quelle règle doit suivre le praticien qui est appelé à prescrire l'une des sources principales de la Basse-Auvergne. Donnons à cet égard quelques indications générales.

» Ces eaux minérales, composées des mêmes éléments, diffèrent seulement par la proportion des substances qui entrent dans leur composition. Mettons ce résultat en évidence, en plaçant dans le même tableau les analyses des sources thermales du Mont-Dore, de Royat et de Saint-Nectaire.

(Voir le Tableau ci-après.)

NOMS DES SELS.	MONT-D'OR. Bain de César.	ROYAT. Grande Source.	St-NECTAIRE. Source Mandon
Bicarbonate de soude............	0,6330	1,1830	2,8330
Sulfate de soude................	0,0650	0,2250	0,1560
Chlorure de sodium.............	0,3800	1,7421	2,4200
— de magnesium....	»	traces.	»
Bicarbonate de magnésie........	0,0910	0,4237	0,3640
— de chaux...........	0,2250	1,0203	0,6023
— de fer.............	0,0220	0,0485	0,0317
Apocrénate de fer.	traces	0,0100	
Silice........................	0,2100	0,0860	0,1000
Matière organique.............	traces.	traces.	traces.
Perte........................	»	0,2463	»
TOTAL des sels par litre......	1,6260	4,9849	6,5068
Auteurs des analyses.........	M. Bertrand.	M. Nivet (1).	M. Berthier.

» Avant d'abandonner la question chimique, nous devons rappeler que l'arsenic a été trouvé dans les eaux des trois fontaines citées dans le tableau précédent; seulement les doses ne sont pas les mêmes.

» Le baron Thénard a obtenu, par litre d'eau minérale à Saint-Nectaire, $0^{mm},61$ d'arsenic; au Mont-Dore, $0^{mm},53$ à Royat, $0^{mm},35$.

» L'analogie de composition étant bien établie, le choix du médecin doit être déterminé par le tempérament du malade et par sa *sensibilité* à l'action des stimulants. En général, les personnes très-nerveuses se trouvent mieux de l'emploi des eaux minérales peu salines; les autres, de

---

(1) Pour que les analyses soient comparables, il faut que les procédés de décomposition adoptés par leurs auteurs soient analogues. C'est pour ce motif que nous n'avons pas fait figurer dans ce tableau l'analyse de M. Lefort, qui a été faite d'après les méthodes nouvelles.

l'usage des sources qui contiennent une notable quantité de sels minéraux.

» L'expérimentation est bien souvent le seul moyen que possède le praticien d'apprécier le degré de stimulation que peut supporter son malade. Mais lorsqu'un individu s'est bien trouvé de l'usage d'une eau thermale, il doit éviter des essais nouveaux.

» Après avoir indiqué les effets généraux des eaux de Royat, nous allons étudier d'une manière spéciale les divers éléments thérapeutiques associés à ces liquides. Nous nous occuperons principalement, dans les lignes qui vont suivre, du degré de chaleur des eaux, de l'acide carbonique et des diverses substances minérales qu'elles tiennent en dissolution.

» La quantité de calorique, unie aux eaux médicinales, modifie considérablement leurs qualités thérapeutiques.

» Les eaux thermales possèdent seules les qualités béchiques et pectorales qui les rendent propres à guérir les affections chroniques des poumons. Nous devons ajouter que les maladies de poitrine ne sont pas les seules qui réclament l'emploi des eaux chaudes. Beaucoup de gastralgies de cause rhumatismale et certaines gastralgies chlorotiques exigent aussi qu'on ait recours à ce genre de remède. La température de trente-cinq degrés centigrades, qui est celle des buvettes de Royat et de la Grille-de-l'Hôpital, à Vichy, convient parfaitement au plus grand nombre des personnes affectées de ces maladies.

» Voici un fait qui vient à l'appui de cette proposition.

» Une malade atteinte depuis plusieurs années d'une gastralgie, souvent compliquée de régurgitations d'eaux chaudes, a fait alternativement usage des eaux de Vichy (Grille de l'Hôpital) et de Royat; elle s'est toujours bien trouvée de leur emploi; elle n'a jamais pu supporter les eaux de la Grande-Grille de Vichy, qui sont plus chaudes :

et cependant les eaux de cette fontaine et celles de la Grille de l'Hôpital offrent une composition identique, tandis que celles de Royat sont moins alcalines. D'autres chlorotiques, au contraire, se trouvent mieux de l'usage des eaux minérales froides, ferrugineuses et acidules; nous les envoyons alors à la source des Roches, qui est à un kilomètre seulement de notre Établissement thermal (1). Elles peuvent prendre les eaux des Roches le matin et les bains de Royat dans le courant de la journée. Les eaux froides doivent être également ordonnées aux individus affectés de maladies chroniques de la muqueuse génito-urinaire.

» Pour bien comprendre le rôle que joue le calorique uni à l'eau des bains chauds, il faut se souvenir que c'est ce fluide qui donne aux bains d'air chaud et de vapeurs humides la propriété de déterminer, du côté du tégument externe, une réaction qui quelquefois est assez puissante pour opérer la guérison des rhumatismes. A cette action excitante, énergique, mais trop passagère, qui laisse la peau humide, gonflée et très-sensible aux courants d'air, les sels minéraux et l'acide carbonique ajoutent une action tonique ou stimulante spéciale, plus efficace, plus constante, et dont les effets sont plus durables.

» Plusieurs des phénomènes qui sont déterminés par les bains d'eau minérale sont semblables à ceux qu'on observe pendant l'immersion dans l'eau douce à la même température. Nous nous bornerons à signaler ici les différences peu nombreuses que nous avons observées.

» Les eaux minérales tempérées qui contiennent, comme celles de Royat, une notable quantité de matière organique et de bicarbonate de soude, sont onctueuses et douces au toucher; elles sont toniques et fortifiantes; quelques per-

(1) Les eaux des Roches sont très-acidules; elles contiennent 2 grammes 56 centigrammes de substances minérales en dissolution. Elles renferment les mêmes sels que les eaux de Royat, mais en quantité moindre.

sonnes, dont la peau est très-irritable, éprouvent, lors-
quelles se frictionnent, pendant la durée du bain, des picotements ou une légère sensation de chaleur âcre qui
durent peu de temps. Si cette action irritante est trop forte,
on la modère en ajoutant au bain une certaine quantité
d'eau douce réchauffée.

» Au bout de quelques jours de l'usage de ces bains,
l'appétit se réveille, les fonctions organiques se font avec
plus d'activité, le baigneur se sent plus dispos et plus fort.

» Les bains chauds, qui varient, suivant les individus,
entre + 36 et + 40° centigrades, provoquent presque toujours des sueurs abondantes; il n'est pas rare de les voir
occasionner pendant les premiers temps, une aggravation
des douleurs rhumatismales. Ces derniers accidents sont
d'un bon augure, quand ils ne dépassent pas certaines li-
mites.

» Les sueurs sont un phénomène critique indispensable
dans cette circonstance.

» Des éruptions érythémateuses ou vésiculeuses, des
furoncles plus ou moins nombreux peuvent encore se montrer à la suite du bain chaud, et leur apparition est presque toujours une cause d'amélioration notable de la maladie que l'on veut combattre.

» Les bains frais du Bain-de-César produisent des effets
analogues à ceux que recherchent les médecins hydropa-
thes. Au moment où le malade entre dans le bain, sensation de froid qui peut aller jusqu'au frisson; puis réaction
et rougeur du côté de la peau, qui devient le siége de picotements prononcés.

» L'acide carbonique, dissous dans les eaux minérales
ou mêlé aux vapeurs qui se dégagent de ces liquides, agit
tantôt à la manière des excitants, tantôt à la manière des
anesthésiques. Tout le monde sait que les eaux acidules
facilitent la digestion en stimulant l'estomac; mais tout le

monde n'attribue pas à l'application extérieure de ce gaz les mêmes effets physiologiques. Voici le résultat des expériences que nous avons faites avec le gaz qui se dégage de la source de Royat.

» Quand on approche les narines trop près de l'ouverture du réservoir par laquelle s'échappe l'excédant de l'acide carbonique, la muqueuse pituitaire devient le siége d'une titillation désagréable qui peut être suivie d'éternument.

» La main et l'avant-bras plongés dans la cuve ne tardent pas à rougir et à ressentir des picotements peu intenses ; même après une demi-heure d'expérience, aucun effet anesthésique ne se produit ; l'action excitante seule se manifeste. Si l'on veut obtenir un effet anesthésique on doit continuer l'expérience pendant un temps beaucoup plus long (1).

» Un commencement d'ivresse se montre chez un petit nombre de personnes à la suite de l'ingestion des eaux de Royat ; il suffit, pour éviter cet inconvénient, de provoquer le dégagement de l'acide carbonique en agitant l'eau avec uue petite cuillère de métal, ou bien encore d'ajouter au liquide minéral une certaine quantité de lait ou d'infusion de plantes pectorales.

» Le bicarbonate de soude n'est pas en assez grande quantité dans l'eau de Royat pour permettre de classer ces liquides parmi les médicamens qui conviennent aux personnes atteintes de goutte ou de gravelle ; mais il concourt, avec le chlorure de sodium, le sulfate de soude et les bicarbonates de fer et de magnésie, qui l'accompagnent, à exercer une action tonique locale et générale qui favorise

---

(1) De même que d'autres stimulants (alcool, éther, chloroforme, etc.), l'acide carbonique peut produire des effets anesthésiques ; cette action, qui nous avait paru douteuse il y a deux ans, a été mise hors de doute par des expériences récentes.

la résolution des engorgements chroniques, la guérison des affections nerveuses et celle des inflammations subaiguës des membranes muqueuses des bronches, de l'estomac et des intestins.

» Pour obtenir cet effet altérant, il faut donner l'eau de Royat à dose fractionnée, afin que l'absorption de ce liquide soit complète. Si ce médicament, pris en grande quantité, pèse ; si sa digestion est pénible, s'il provoque la diarrhée, l'action chimico-vitale est nulle ou presque nulle, et l'on obtient un effet purgatif que l'on peut utiliser dans certaines maladies. La quantité d'eau minérale capable de déterminer la diarrhée varie beaucoup chez les différents individus.

» L'action purgative des eaux de Royat, même lorsqu'on les prend à haute dose, n'est pas très-énergique, et l'on est souvent obligé, quand on veut obtenir des selles nombreuses et abondantes, d'ajouter dans les deux premiers verres un peu de carbonate ou de sulfate de magnésie (1).

» Les bicarbonates et apocrénates de fer sont absorbés, passent dans le torrent de la circulation et agissent directement sur le sang, dont ils modifient la couleur et la tonicité.

» L'anémie, et la chlorose surtout, sont combattues avec succès par l'élément ferrugineux qui, étant à l'état de bicarbonate soluble, agit plus efficacement que le carbonate neutre.

» L'arsenic est sans doute la cause principale de la guérison des fièvres intermittentes et des maladies de peau, qu'on obtient en administrant les bains ou les eaux de Châtelguyon, de Royat et de St-Nectaire (2).

---

(1) Nous devons cependant constater que certains individus ne peuvent boire des doses minimes d'eau de Royat sans éprouver des évacuations alvines répétées. Ces faits sont exceptionnels.

(2) Ce médicament n'est probablement pas étranger aussi à la guérison des asthmes et de certaines phlegmasies chroniques des muqueuses pulmonaires et gastro-intestinales.

» Le bicarbonate calcaire est-il un antituberculeux, comme le pensaient les anciens? Entre-t-il pour quelque chose dans la guérison des phthisies qui ont été traitées dans les établissements thermaux du département du Puy-de-Dôme? C'est ce qu'il est impossible de démontrer à l'aide de faits positifs et concluants.

» La matière organique rend l'eau onctueuse au toucher, elle modère l'action irritante des sels minéraux ; nous ne lui avons reconnu jusqu'à présent aucune autre propriété thérapeutique.

» Pendant le règne des doctrines physiologiques, on supposait que les eaux minérales agissaient uniquement sur les surfaces qui étaient mises en contact avec elles ; leur action arrivait par les sympathies jusqu'aux viscères placés dans les grandes cavités splanchniques. Cette théorie est incomplète : non-seulement le liquide minéral agit sur la peau et les muqueuses, mais, ainsi que le pensait Jean Banc, ainsi que l'on démontré les expérimentateurs modernes, les substances dissoutes dans les eaux médicinales sont absorbées, se mêlent au sang, circulent avec ce liquide, et arrivent directement dans les tissus affaiblis dont elles réveillent l'action, dans les organes sécréteurs dont elles augmentent l'activité.

» Après avoir séjourné pendant un temps variable dans l'économie, ces substances sont éliminées et se retrouvent dans les sécrétions et les excrétions.

» Cette élimination étant journalière, l'effet de chaque dose de liquide minéral est passager : c'est pour ce motif qu'il est nécessaire d'en continuer longtemps l'usage, si l'on veut obtenir des modifications permanentes du sang et des organes engorgés ou affaiblis.

» L'élimination des eaux minérales a lieu par différentes voies : si l'air extérieur est froid ou frais, si l'eau minérale peu saline et fortement chargée d'acide carbonique n'at-

teint pas + 20° centigrades, l'effet diurétique prédomine;
si l'eau minérale est chaude et médiocrement chargée de
sels, elle produit des sueurs d'autant plus abondantes, que
la température de l'atmosphère est plus élevée (1); enfin,
si l'eau minérale contient une notable proportion de sels,
si les doses sont fortes et répétées, elle occasionne des évacuations alvines plus ou moins nombreuses, suivant que
le malade est plus ou moins facile à purger.

» Ces effets différents nous expliquent pourquoi les anciens auteurs disaient, de la plupart de nos sources minérales, qu'elles étaient sudorifiques, diurétiques et purgati-
ves.

. . . .

Salles d'aspiration.

« Les salles d'aspiration de la Basse-Auvergne sont de
puissants moyens thérapeutiques, qui agissent en même
temps sur le tégument externe et sur les muqueuses buc-
cale et pulmonaire; ce sont de véritables *sudatoria* qui
diffèrent très-peu des étuves humides des anciens. Il résulte,
en effet, des expériences que nous avons faites à Royat,
que les sels de l'eau minérale restent dans le générateur,
et que l'eau vaporisée et les gaz dissous sont à peu près les
seuls éléments qui viennent s'ajouter à l'air renfermé dans
les salles d'aspiration, qu'on pourrait tout aussi bien dési-
gner sous les noms de salles de transpiration et de fumi-
gation.

» Lorsque la salle est remplie de vapeur, on éprouve,
en entrant, un peu de gêne de la respiration, qui disparaît
quand on se baisse, ou lorsqu'on se place à côté de la mu-
raille et aussi loin que possible du tuyau par lequel arrive
l'eau vaporisée.

(1) Lorsque les bronches sont le siège d'une phlegmasie chronique, les sécrétions
qu'elles fournissent peuvent être augmentées ou modifiées pendant les premiers temps.
Il en est de même des muqueuses génito-urinaires.

» Si l'on passe la langue sur les lèvres après un séjour d'une demi-heure dans l'atmosphère de cette salle, on perçoit une saveur légèrement acidule qui rappelle le goût du bicarbonate de soude.

» En étudiant avec soin : 1° la composition des vapeurs qui alimentent les salles d'aspiration ; 2° la composition de l'air de ces mêmes salles , on arrive aux résultats suivants : l'air respirable forme à peu près les 14/15 de l'atmosphère renfermée dans le *sudatorium* de Royat; la proportion de l'acide carbonique provenant de l'eau minérale et des bicarbonates qu'elle tient en dissolution est très-minime ; mais comme l'air expiré par les malades ajoute aussi un peu d'air méphitique , il est indispensable d'ouvrir la croisée de la salle toutes les deux heures. Enfin , nous avons constaté la présence d'une petite proportion de matière organique qui reste unie à la vapeur de l'eau minérale.

» Au moment où l'eau minérale vaporisée pénètre dans le *sudatorium*, l'air est trop frais pour que les malades puissent s'exposer à son action ; mais bientôt il s'échauffe en s'emparant du calorique de la vapeur d'eau qui se liquéfie et tombe sur le sol. Au bout de quelques instants , les températures des diverses couches de l'atmosphère deviennent constantes.

» La vapeur de l'eau minérale , au moment où elle se dégage du tuyau qui la conduit dans la salle d'aspiration, marque ordinairement + 75° à + 80° centigrades (1). A sa sortie du conduit dont l'ouverture est au niveau du sol, elle est reçue dans un chapiteau métallique dont les parois latérales sont percées de trous. La vapeur, arrêtée dans sa marche ascensionnelle, s'échappe en divergeant et se mêle à l'air ; mais elle tend toujours à monter vers la voûte. Il en résulte que les couches les plus élevées sont plus chaudes

(1) La vapeur dans la chaudière est soumise à une pression de 2 à 3 atmosphères.

et contiennent plus de vapeur d'eau que les couches infé-
rieures. Ce fait est démontré par les expériences suivantes :

» Si l'on place un thermomètre centigrade au niveau de
la tête des personnes qui sont assises sur les chaises infé-
rieures, il marque................... $+ 30°$ à $+ 31°$
Au deuxième étage.............. $+ 35°$ à $+ 36°$
Au troisième étage.............. $+ 38°$ à $+ 40°$

» Cette température plus élevée des couches supérieures,
doit engager les malades à entrer dans la salle d'aspiration
avec de bonnes chaussures et des bas de laine, afin d'éviter
le refroidissement des pieds et le refoulement du sang vers
la tête.

» Tous les bons observateurs savent parfaitement que le
même degré de chaleur et d'humidité affecte d'une manière différente la peau et les muqueuses des divers individus. En permettant de varier les degrés de chaleur dans
la même salle, on donne à tous les malades la possibilité
de trouver la température qui convient le mieux à leur
idiosyncrasie.

» L'air chaud des salles d'aspiration, mêlé à une proportion minime d'acide carbonique et de matière organique, à une certaine quantité de vapeur d'eau et à des doses
homœopathiques de sels, pénètre dans les cavités nasales
et buccales, et arrive dans le pharynx, le larynx et les
bronches ; il agit sur la muqueuse qui les tapisse à la manière des stimulants. Mais indépendamment de cette action
intérieure, il en est une autre qui est tout aussi puissante
et qui s'exerce sur la peau. Cette membrane, fortement
chauffée, devient le siége d'une congestion sanguine qui
est suivie d'une sueur plus ou moins abondante, dont l'effet dérivatif est incontestable. Un peu de faiblesse générale
et de soif accompagne ou suit presque toujours les transpi-
rations provoquées par la salle d'aspiration.

» Une boisson adoucissante doit être administrée aux

malades que la soif tourmente et qui ont fait d'abondantes déperditions.

» Un vestiaire chauffé précède la salle d'aspiration ; les malades doivent y laisser leurs vêtements. Après s'être enveloppés dans un peignoir de molleton ou de flanelle forte, ils vont respirer la vapeur de l'eau minérale dans laquelle ils peuvent séjourner une demi-heure à une heure. Ils montent d'étage en étage, jusqu'à ce qu'ils aient atteint le degré de chaleur qui leur convient le mieux ; ils doivent descendre d'un ou de deux étages, s'il survient de l'oppression ou de la céphalalgie. Des lotions d'eau froide, faites sur le front et le reste du visage, suffisent quelquefois pour faire cesser le mal de tête.

» S'il survient des menaces de syncope, il faut sortir immédiatement de la salle. Au bout d'une demi-heure à une heure, les malades échangent leur peignoir humide contre un peignoir en laine chauffé, et ils rentrent dans le vestiaire, où ils transpirent pendant deux ou trois quarts d'heure ; puis ils se sèchent avec des serviettes chaudes, s'habillent et vont se coucher dans un lit préalablement bassiné.

» Les salles d'aspiration prescrites en même temps que les eaux prises en boisson, à dose modérée, agissent d'une manière puissante dans les phlegmasies chroniques des muqueuses nasale, pharyngienne et pulmonaire ; elles guérissent ou améliorent, d'une manière rapide et presque constante, les maux de gorge, les coryzas, les catarrhes pulmonaires et les asthmes humides ; nous les avons également prescrites avec succès dans les rhumatismes invétérés. Elles ont, en outre, l'avantage de rendre les personnes faibles de complexion, qui les prennent avec persévérance, moins sensibles à l'action des causes qui déterminent les rhumes de toute espèce. » (NIVET, *l. c.*)

Nous avons plus haut appelé l'attention sur l'analogie

remarquable des eaux de Royat et des eaux d'Ems. Il est important de développer, au point de vue thérapeutique, cette proposition.

Nous n'avons parlé que d'analogie et non de ressemblance identique. Les sources les plus rapprochées ne sont jamais parfaitement semblables. Les eaux d'Ems, minéralisées par les mêmes sels que les eaux de Royat, le sont à des doses un peu moindres. La thermalité des deux sources les plus importantes de ces stations n'est pas la même.

La Kesselbrunnen, celle des sources d'Ems qui se rapproche. le plus de la grande source de Royat, a une température plus élevée (46°,2), et peut être employée avec plus d'économie sous forme de douches que les eaux de Royat, dont la température, plus que suffisante pour les bains, doit être légèrement élevée pour les douches ; mais cet inconvénient pour Royat devient un grand avantage quant aux bains et à la boisson, qui exigent une température moyenne.

L'action de la douche chaude est purement locale, péri-phérique. Les belles recherches de M. Kühnn ont démontré que l'eau minérale n'est absorbée par la peau que si le bain ou la douche sont administrés à la température du corps, et mieux encore à une température inférieure. En d'autres termes, le corps humain n'augmente de poids dans un bain que si l'eau est tempérée ou froide. Au-dessus de la chaleur humaine, l'eau douce ou minérale, loin d'être absorbée, ne provoque plus que l'exagération des fonctions d'exhalation cutanée, et par suite la transpiration avec une diminution d'autant plus sensible du poids du corps que l'eau est plus chaude. La douche chaude n'a donc d'autre propriété thérapeutique que celle que lui donne sa température élevée. Or, les physiciens considèrent la chaleur des eaux minérales comme identique avec la chaleur développée artificiellement. L'eau de Royat, élevée d'une

température de 35° centigrades à une température de 45°
ou 50°, ne perd donc aucune de ses propriétés médicales ;
loin de présenter un désavantage, sa thermalité moyenne
la rend, au contraire, préférable à l'eau de Kesselbrunnen,
qu'il faut laisser refroidir pour les bains, et qui par cela
même éprouve une légère altération chimique, outre qu'il
est impossible de la laisser couler constamment dans les
baignoires comme à Royat. La source de Kurstenbrunnen
à Ems a d'ailleurs la même température que la source de
Royat, la Bubenquelle a 31°; mais ces sources ne peuvent
être administrées qu'en boisson.

Cette analogie des eaux d'Ems et de Royat est si grande
aux yeux de M. Rotureau, que cet auteur en confond les
indications thérapeutiques, à ce point que, voulant établir
des indications différentielles entre Royat et Vichy, ou entre
les eaux alcalines mixtes et les eaux alcalines franches, il
renvoie à l'article consacré à Ems, où il a traité d'une manière très-complète cette intéressante question; il appelle
l'attention sur leurs propriétés différentes, qui ne doivent
pas être confondues, au moins dans un grand nombre de
cas.

« Les eaux thermales de Royat, dit cet auteur, ayant une
certaine analogie d'action avec les eaux de Vichy, sont op-
posées avec le même succès que ces dernières à plusieurs
états pathologiques, mais il serait inutile de préciser ici les
indications des sources de ces deux postes thermaux. Ce
serait répéter les détails déjà donnés, en traitant des rapports nombreux et frappants qui existent entre les eaux de
Vichy et celles d'Ems, dans le volume des principales eaux
de l'Allemagne. » (P. 241 et suivantes.)

Voici les judicieuses considérations que rappelle le savant
hydrologiste, et dont le lecteur pourra faire l'application à
Royat, en substituant, comme l'indique l'auteur, le nom de
cette station thermale à celui d'Ems, sa sœur d'Allemagne.

« Les eaux d'Ems sont, comme les eaux de Vichy, bicarbonatées sodiques; mais si l'on établit un parallèle entre
la composition chimique des unes et des autres, on est
amené à faire les observations suivantes. Les eaux de Vichy
sont franchement bicarbonatées sodiques, et contiennent
une quantité double à peu près de bicarbonate de soude;
mais elles renferment moins d'acide carbonique, et les
eaux d'Ems, dont le bicarbonate de soude est cependant
l'élément minéralisateur dominant, possèdent une quantité notable de chlorure de sodium que l'on ne trouve pas
dans les eaux de Vichy. »

M. Rotureau entre ensuite dans des considérations très-
importantes sur les vertus des eaux franchement bicarbonatées sodiques dont la source de Vichy est le type, pour
mieux faire ressortir les propriétés particulières des sources
qui sont, comme celles de Royat ou d'Ems, bicarbonatées
sodiques chlorurées.

« Ces sources, dit-il, page 244, doivent réunir dans une
certaine mesure les vertus des eaux chlorurées à celles des
eaux franchement bicarbonatées sodiques. C'est là pour
moi leur caractère essentiel, et j'attache une importance
d'autant plus grande aux résultats qui peuvent être atten-
dus de cette combinaison de deux actions diverses, que les
effets sensiblement toniques du chlorure de sodium permettent de combattre heureusement l'action débilitante et
dangereuse, chez les personnes d'un tempérament lymphatique, des eaux bicarbonatées sodiques franches.

» Ma conviction à cet égard est fondée, non pas seulement sur une donnée théorique, mais aussi sur l'étude de
faits nombreux, et j'ai la certitude qu'elle sera partagée par
tous ceux qui, évitant de considérer les eaux d'Ems (et de
Royat) comme des eaux bicarbonatées sodiques plus faibles
de moitié que celles de Vichy, voudront leur reconnaître et
leur conserver au contraire leur double caractère de sources

bicarbonatées sodiques et de sources chlorurées. Il est quelquefois permis d'hésiter sur le choix à faire entre Vichy et Royat, lorsque les malades dont les affections réclament les eaux bicarbonatées sodiques présentent un tempérament qui est sur la limite des constitutions sanguines ou lymphatiques. Bien des convenances peuvent alors être consultées, tout en tenant compte de la quantité beaucoup plus considérable de bicarbonate de soude contenue dans les eaux de Vichy.

» Mais il n'en est plus ainsi, lorsque les malades accusent nettement soit un tempérament sanguin, soit au contraire un tempérament anémique. Vichy convient au premier, Ems (et Royat) au second.

» Pour me résumer, en indiquant les différentes maladies principales qui sont traitées avec succès aux sources bicarbonatées sodiques, je dis :

» Tous les malades qui sont atteints d'affections du foie, ou qui présentent au moins un trouble sensible dans la sécrétion de cette glande abdominale ;

» Tous ceux qui éprouvent, du côté des reins ou des organes urinaires, des accidents révélant évidemment l'existence de graviers ;

» Tous ceux qui sont attaqués d'une goutte commençante, tous ceux qui ont des dyspepsies flatulentes, et surtout acides ; tous ceux qui sont affectés de diabète sucré, doivent être envoyés aux sources de Vichy, dont les eaux sont si favorablement actives dans ces cas, lorsque d'ailleurs les malades offrent en même temps les attributs d'un tempérament pléthorique.

» Mais les personnes qui sont atteintes des diverses affect'ons que je viens d'indiquer, et qui sont lymphatiques, ou qui sont tombées dans une anémie ou dans une cachexie consécutives dues soit au progrès, soit au traitement de leur maladie, suivront une cure incomparablement préférable aux thermes d'Ems (et de Royat). La quantité de bicarbonate de soude, que les eaux de cette station renferment, suffit pour guérir, ou améliorer du moins, les affections qui exigent l'emploi de ce médicam entfluidifiant, et le chlorure de sodium qu'elles contiennent en même temps prévient les inconvénients d'une débilité plus grande, que la quantité d'eau bicarbonatée sodique nécessaire au traitement eût infailliblement amenée, et redonne même quelquefois une vitalité et une énergie physiques auxquelles on n'aurait pas cru qu'il fût possible de s'attendre. » (ROTUREAU, *Allemagne.*)

. . . .

« L'action physiologique des eaux de Royat, dit le même auteur, prises à l'intérieur, consiste à augmenter l'appétit, à faciliter la digestion et à stimuler l'estomac. Leur efficacité dans les dyspepsies est donc toute naturelle et se comprend aisément. Mais en thérapeutique il ne suffit pas d'inductions, il faut que l'expérience sanctionne les vues de l'esprit les plus ingénieuses et les conséquences les plus rationnelles. Les effets curatifs de ces eaux sont donc venus confirmer sur l'homme malade les espérances que leurs propriétés physiologiques avaient fait concevoir. La pratique a montré de plus qu'elles combattent heureusement les digestions difficiles, produites par une anémie, suite de maladie aiguë, grave et longue, d'alimentation incomplète, de privation d'air entièrement respirable, de diminution ou de privation absolue de la lumière solaire (anémie des mineurs), etc., ou par un état chlorotique confirmé, grâce au fer et au chlorure de sodium qu'elles contiennent; par un état nerveux de l'estomac ou de l'intestin, par une congestion, une hypertrophie du foie ou un autre état pathologique des voies biliaires sur lesquelles agissent utilement les eaux thermales bicarbonatées moyennes. Il en est de même de leurs vertus contre les affections des voies urinaires.

Si, dans ces deux dernières circonstances, le médecin

sait que l'énergie des eaux de Royat ne peut rivaliser avec
celle des eaux de Vichy, il ne doit pas non plus perdre de
vue qu'il se trouve des malades trop affaiblis pour supporter
une cure fluidifiante et dépressive à cette dernière station.
Il faut alors les adresser à des postes thermaux qui, comme
Royat et Ems, offrent des eaux bicarbonatées moyennes,
moins énergiques, mais qui sont toniques et reconstituantes
par le chlorure de sodium et la proportion notable de fer et
de manganèse qu'elles renferment.

» Dans tous ces cas, l'action des eaux de Royat à l'intérieur est presque toujours secondée par l'usage de ces eaux
en bains tempérés ou en douches d'eau à la thermalité de
la source. Mais on prescrit rarement alors les bains et les
douches de vapeur minérale, et le séjour dans les salles
d'aspiration.

» Il n'en est pas de même lorsque les malades souffrent
de douleurs rhumatismales, soit intérieures, soit extérieu-
res. Les eaux thermales de Royat sont non-seulement em-
ployées en boisson, mais les bains et les douches d'eau
très-chaude, les bains et les douches de vapeur forcée, les
séances au vaporium, font aussi toujours partie du traitement hydro-minéral, qui n'agit jamais mieux que lorsqu'il
aggrave les douleurs pendant la première semaine.

» Dans les affections des organes de la respiration, comme
le catarrhe pulmonaire chronique, l'asthme ne reconnais-
sant point pour cause une lésion organique, la pneumonie,
la bronchite, la laryngite et la pharyngite chroniques et
même subaiguës, l'action curative des eaux de Royat administrées à l'intérieur, en même temps que les malades
fréquentent chaque jour les salles d'inhalation et y font
un séjour assez prolongé, se rapproche de celle des eaux
d'Ems, et à cet égard je mettrai en première ligne la station française, dont l'eau en boisson a tout autant d'efficacité
que ces dernières dans les états pathologiques susindiqués.

Elle possède de plus, d'ailleurs, les salles d'aspiration, qui font surtout alors la partie la plus active et la base d'un traitement inconnu à l'établissement du duché de Nassau.

» L'emploi intérieur des eaux de Royat donne de très-bons résultats dans les suites de fièvres intermittentes paludéennes existant quelquefois depuis longtemps, et rebelles aux traitements les mieux conduits. Faut-il attribuer leur efficacité alors aux bicarbonates, dont l'action sur le foie et sur la rate a été plusieurs fois constatée, lorsque cet agent de la matière médicale est contenu dans une eau minérale? Faut-il penser, au contraire, que ces eaux tirent leur action thérapeutique, dans les accidents consécutifs aux fièvres des marais, du peu d'arsenic qu'elles contiennent? C'est ce qu'il serait difficile d'expliquer, mais le fait des guérisons n'en reste pas moins acquis.

» Les eaux thermales de Royat en bains généraux, mais surtout en douches, rendent de très-utiles services encore dans les pertes de mouvement survenues après les fractures, les luxations, les plaies et les blessures.

» Enfin, les injections vaginales faites avec ces eaux à la température de la source amènent souvent la guérison d'engorgements simples de l'utérus. Les douches ascendantes procurent encore de très-utiles résultats dans les cas d'aménorrhée, de dysménorrhée et de leucorrhée dépendant d'un état anémique ou chlorotique; mais l'eau en boisson, en bains et en douches tempérées, devra faire nécessairement alors partie du traitement hydro-minéral.

» Les médecins ayant exercé à Royat et ayant fait connaître le résultat de leur pratique, mentionnent à peine les gravelles hépatique et rénale, les catarrhes vésicaux, la goutte à son début, le diabète, comme rentrant dans la sphère d'action des eaux thermales de cette station; et pourtant il semble au premier abord que, si ces eaux ne doivent pas être choisies avant plusieurs autres de la même classe dans ces affections, il est probable qu'elles peuvent cependant rendre quelquefois des services. J'avoue que j'attacherais, dans ces circonstances, au moins autant de confiance à leur vertu curative que s'il s'agissait d'une hydropisie ; et pourtant il est dit que les hydropisies atoniques ont été guéries par l'usage des eaux de Royat.

» Il est à croire que ces hydropisies étaient tout simplement l'œdème des anémiques ou des chlorotiques, qui, la cause disparaissant, voyaient bien cesser l'effet.

» L'eau de César en boisson et en bains hypo-thermaux ou à la température de la source, est très-sensiblement tonique, et elle sera prescrite de préférence aux jeunes gens atteints de pertes séminales involontaires, dit M. Nivet, aux enfants qui ont des incontinences d'urine, aux rachitiques et aux scrofuleux ayant des poumons sains et une certaine force de réaction. » (ROTUREAU.)

M. Rotureau, après avoir contesté l'efficacité des eaux d'Ems contre la phthisie pulmonaire, ajoute : « Les eaux de Royat, qui avaient, par suite de l'installation plus complète de l'établissement, quelques droits à proclamer leur efficacité mieux assurée dans les accidents occasionnés par les tubercules des voies respiratoires, sont cependant plus modestes. » Et il cite un passage des *Nouvelles recherches sur les eaux de Royat*, rapporté plus haut, dans lequel M. le docteur Nivet se demande si la guérison des phthisies traitées dans les établissements du Puy-de-Dôme doit être attribuée au bicarbonate calcaire, que les anciens croyaient être un antituberculeux. Nous pensons avec notre savant prédécesseur qu'il est impossible de le démontrer à l'aide de faits concluants; mais nous pourrions affirmer que certaines phthisies réclament l'usage des alcalins, comme il en

(1) Du traitement de la scrofule par les eaux minérales. — De la thérapeutique hydro-minérale des maladies constitutionnelles. — Essai sur l'arthritis des viscères.

est d'autres qui exigent l'emploi des sulfureux. Nous avons
essayé dans différentes publications (1) de montrer que les
véritables indications différentielles des eaux sulfureuses
et des eaux alcalines contre la phthisie, découlent de la
notion des natures diverses de cette affection. Il faut d'a-
bord écarter de la phthisie les congestions chroniques des
poumons, que l'on a si souvent l'occasion d'observer dans le
cours de l'arthritis (autrement dit du rhumatisme et de la
goutte), maladie constitutionnelle qui embrasse dans sa durée toute la vie d'un malade, et qui constitue le genre du
plus grand nombre des affections observées sur le même
sujet. La maladie constitutionnelle est dans ce cas une manière d'être défectueuse de la vie elle-même, cause prédis-
posante sinon occasionnelle des affections locales. Dans un
travail lu à la Société d'hydrologie médicale de Paris, et
publié dans le tome VII de ses *Annales*, à propos de la discussion sur le traitement du rhumatisme par les eaux minérales, j'ai appelé l'attention sur les congestions viscérales
chroniques, si fréquentes dans le cours de cette maladie
constitutionnelle. De remarquables travaux ont été lus par
MM. Pidoux, Collin et Verjon, dans le sens des idées que
j'expose. Les congestions pulmonaires chroniques de nature rhumatismale ou goutteuse ont été prises souvent pour
des phthisies tuberculeuses. Ces sortes de phthisies guérissent ordinairement aux eaux sulfureuses par l'action élective directe résolutive de celles-ci sur le parenchyme pulmonaire, aux eaux alcalines par une action altérante spéciale sur la maladie constitutionnelle, et aussi par l'action
des moyens dérivatifs et révulsifs énergiques en usage
auprès de ces sources. Les Eaux-Bonnes et Saint-Honoré
d'une part, Royat et le Mont-Dore peuvent donc réclamer
également la guérison de ces prétendues phthisies. Mais il
ne s'agit pas encore ici de tubercules. M. Bertrand a signalé
dans son livre, p. 438, ce fait qu'à la différence de bien

d'autres causes morbides, le rhumatisme n'altère que rarement le tissu des parties qu'il affecte. J'ai dit que je croyais
la proposition de l'illustre inspecteur du Mont-Dore un peu
trop absolue. Les congestions viscérales chroniques rhumatismales ne revêtent que bien plus rarement qu'on ne croit,
il est vrai, la forme inflammatoire ; mais lorsque celle-ci a
existé, il y a toujours quelque trace d'altération dans les
tissus. Sans admettre, même dans la généralité des cas, l'inflammation chronique, croit-on qu'une congestion puisse
persister longtemps ou se reproduire très-fréquemment
dans le poumon sans inconvénient pour ce viscère ? L'in-
filtration tuberculeuse nous paraît être dans certains cas la
conséquence d'une congestion de longue durée, une sorte
de dépôt de certains principes morbides du sang dans les
tissus engorgés ou quelque chose d'analogue aux concré-
tions que l'on observe chez les rhumatisants et les goutteux. De là l'indication essentielle de déplacer à tout prix
la congestion rhumatismale, et l'emploi des moyens révulsifs énergiques dont on use au Mont-Dore et à Royat.
Le dépôt tuberculeux une fois opéré, l'inflammation n'est
plus qu'un acte d'intolérance de l'organisme, un effort
d'élimination ; la suppuration du tissu pulmonaire n'est
point alors une dégénérescence proprement dite, comme
dans la phthisie tuberculeuse essentielle ou dans la
phthisie scrofuleuse, mais un état transitoire et curable,
lorsque le dépôt tuberculeux a été éliminé et que la congestion du parenchyme s'est dissipée sous l'influence des
moyens appropriés. Les cicatrisations de cavernes pulmonaires se rencontrent surtout chez les arthritiques. J'ai eu
l'occasion d'observer un malade dont la poitrine avait été,
selon MM. Louis et Bertrand, atteinte des plus graves lésions
de ce genre, et qui, grâce au traitement du Mont-Dore,
jouit actuellement d'une très-bonne santé, tout en conser-
vant les attributs généraux du rhumatisme, bien diminués

d'ailleurs chez lui sous l'influence de l'hygiène et du traitement. Est-ce à dire que les cas de ce genre soient communs?
Loin de là ; mais quelle que soit leur rareté , les faits existent,
et la science doit les prendre en considération. M. Bertrand a
répondu affirmativement sur la curabilité de la phthisie par
les eaux du Mont-Dore, et il insiste dans ses observations sur
les antécédents rhumatismaux de tous ceux de ses phthisi-
ques qui ont retiré quelque profit de leur séjour au Mont-
Dore. N'y aurait-il pas une phthisie arthritique qui pourrait
être traitée avec succès, au début, au Mont-Dore, à Royat
ou à Ems, contrairement à la phthisie scrofuleuse, qui
réclame les eaux sulfureuses ?

Je sais que des savants de premier ordre rejettent la
phthisie de cause rhumatismale ou goutteuse. Mais mon
expérience personnelle me force à me ranger de l'avis du
vieux Morton, du moins en ce qui concerne les phthisies
arthritique, scrofuleuse, syphilitique et tuberculeuse essentielle, sinon pour les nombreuses formes qu'il mentionne
et qui peuvent être rattachées à ces quatre grands groupes.
Ce n'est pas sans une vive satisfaction qu'au point de
vue hydrologique je puis encore invoquer l'autorité du
grand observateur anglais, qui le premier a signalé l'heureuse action des eaux ferrugineuses comme celles de Royat
sur la phthisie arthritique. Dans son chapitre IX, intitulé :
De Phthisi ab arthritide et rhumatismo ortâ, il s'exprime
ainsi : « In hujus morbi principio, ad inducias saltem obti-
» nendas, sinon ad curationem perficiendam, plurimum
» conducere observavi præsertim aquas minerales chaly-
» beatas, modo non nimis sero propinentur, et satis copiose
» per vias urinarias fluant. » Il recommande ensuite les
bains thermaux au début de la maladie. L'usage des eaux
peut encore être ordonné avec succès, suivant lui, à la
seconde période de la phthisie, pourvu qu'on se conforme
aux sages conseils qu'il donne dans son chapitre IX à l'en-

droit de l'administration de ces eaux ferrugineuses qu'il recommande. Ce chapitre de Morton est digne de toute la méditation des hydrologistes.

Action physiologique élective.

Après avoir étudié les propriétés générales des eaux de Royat, il faudrait en exposer à leur tour les propriétés électives, ou, selon le langage vulgaire, les spécialités. Celles-ci ne sont autre chose que l'action physiologique s'exerçant à l'état morbide. L'étude simultanée ou parallèle de l'action médicamenteuse sur l'homme à l'état sain et à l'état de maladie, indispensable pour arriver à la notion exacte des propriétés électives, exige de longues et patientes observations. Il ne nous est pas possible de traiter encore complétement cette grave question; mais il nous est permis déjà de prévoir le résultat de recherches déjà commencées et persévérantes. Trois modes d'action des eaux de Royat sont surtout remarquables : 1° sur la peau, 2° sur le tégument interne et particulièrement sur la muqueuse gastro-intestinale, et 3° enfin sur le système nerveux.

Plongé dans l'eau de Royat, le corps se couvre de petites bulles de gaz, rougit, devient le siége de picotements qui disparaissent au bout d'un certain temps pour faire place à une sorte de sédation, à une sorte d'anesthésie.

J'ai montré l'an dernier dans un travail spécial (1) que non-seulement les eaux bicarbonatées alcalines et arsénicales de l'Auvergne et de Royat en particulier sont indiquées contre les affections cutanées de nature arthritique ou dartreuse, mais que ces affections y sont guéries depuis longtemps. L'attention médicale n'a pas été suffisamment encore appelée sur ce fait, que les eaux alcalines conviennent beau-

---

(1) De la thérapeutique hydrominérale des maladies constitutionnelles et en particulier des affections tégumentaires externes.

coup mieux aux affections cutanées que je viens de citer que les eaux sulfureuses, où on les envoie trop exclusivement. J'ai observé à Royat des cures et des améliorations d'eczéma, de lichen, de prurigo, qui avaient été vainement demandées aux eaux des Pyrénées.

L'action sur les sécrétions intestinales n'est pas moins remarquable. Constipantes à faibles doses, elles dévoient au contraire à doses élevées. Dans le catarrhe des voies digestives, dans cette affection que les Allemands appellent la pléthore abdominale, leur efficacité est très-grande, et ce n'est pas un rapprochement de mince importance qu'elles présentent même à cet égard avec les eaux d'Ems. Mon savant et regretté collègue, M. le docteur Joseph Pourcher, professeur de clinique médicale à l'École de médecine de Clermont, avait obtenu des succès si remarquables, en opposant les bains de Royat aux gastro-entérites et aux gastro-entéralgies chroniques, qu'il rangeait ces agents thérapeutiques parmi les spécifiques de ces dernières maladies. Mais n'oublions encore pas notre point de vue plus général. Parmi les malades atteints d'affections gastro-entériques, ceux qui guériront le mieux sont les sujets rhumatisants et nerveux ou lymphatico-nerveux, si surtout ils sont affaiblis par une maladie longue, par des pertes de sang, ou par l'action dépressive d'influences morales tristes.

Quant à leur action sur le système nerveux, les auteurs du *Dictionnaire d'hydrologie médicale* ont parfaitement saisi cette indication des eaux de Royat contre le rhumatisme nerveux et l'état névro-pathique, « auquel, disent-ils, ses bains tempérés et à courant continu conviennent parfaitement. » Les eaux de Royat ont, en effet, une action élective remarquable sur le système nerveux, qu'elles doivent soit à la nature de leurs combinaisons salines, soit à l'acide carbonique qu'elles dégagent en volume considérable. Tour à tour excitantes et calmantes, selon le mode d'administration employé, elles peuvent produire les effets les plus variés, suivant les doses auxquelles elles sont bues, suivant la durée du bain. Le système vasculaire est celui qui reçoit la première influence de cette surexcitation ou de cette sédation produite par le bain de Royat. Il y a là tout un champ d'études nouvelles pleines du plus haut intérêt. Le bain de Royat très-court est excitant; prolongé, il calme; et dans la durée du traitement lui-même on peut observer ces deux périodes bien tranchées : excitation au début, sédation ensuite. L'action physiologique des composés de carbone, si remarquablement étudiée par M. le docteur Ch. Ozanam, dans son beau *Mémoire sur les Anesthésies*, se retrouve ici tout entière, et, chose remarquable, la cure thermale dans sa durée, l'action graduelle ou consécutive prend les allures de l'action immédiate.

M. Nivet a observé comme moi cette spécialité des eaux de Royat contre les maladies nerveuses. « Parmi les affections, dit-il, qui figurent dans les paragraphes précédents, il en est quelques-unes qu'il est indispensable d'étudier d'une manière spéciale : nous voulons parler des maladies nerveuses. »

« Indépendamment des influences morales, qui agissent puissamment et dont les effets sont parfois suspendus, pendant le séjour aux eaux minérales, par les distractions et les circonstances nouvelles au milieu desquelles vivent les baigneurs, nous avons à signaler plusieurs causes de névralgies qui agissent d'une manière matérielle. Nous placerons au premier rang :

» 1° Les pertes de sang trop répétées ou trop abondantes ; 2° la diète prolongée qui amène l'anémie, parce que le sang ne reçoit plus les éléments réparateurs qui lui sont nécessaires; 3° les troubles fonctionnels de l'estomac, qui rendent les digestions incomplètes et le chyle moins abondant.

» Toutes ces causes d'anémie et d'affaiblissement détermi-

nent bien souvent des surexcitations partielles ou générales
du système nerveux, qui exigent, pour disparaître, que l'on
prenne le mal à sa racine.

» Cette surexcitation du système nerveux peut nécessiter
des traitements divers : si elle est aiguë et récente, les cal-
mants et les antispasmodiques sont indiqués ; si le degré
d'excitation est moins prononcé, des bains peu salins et
fortement chargés de matières organiques sont préférables ;
enfin, si les surexcitations dépendent d'un état anémique
ou d'un affaiblissement général, les bains de Royat sont
d'une incontestable utilité. Ils combattent indirectement
l'irritabilité nerveuse en fortifiant tous les tissus, en activant
les fonctions de la peau et du tube digestif, en rendant
l'alimentation et l'hématose plus complètes, et en rétablis-
sant en un mot, entre les systèmes sanguin et nerveux,
l'équilibre qui avait été rompu au profit de ce dernier. »

Eaux transportées.

Les eaux de Royat sont embouteillées avec soin et de
deux façons différentes, suivant l'usage qui doit en être
fait. Chargées d'un excès de gaz, elles peuvent être bues
froides à table coupées avec moitié d'eau ordinaire. Les eaux
de César et des Roches peuvent être bues pures. C'est surtout pour les affections de l'estomac qu'elles doivent être
administrées de cette façon. Quand au contraire on demande
à l'eau de Royat une action thérapeutique altérante, pour
une affection pulmonaire ou autre, il est bon de la prendre
le matin à jeun et le soir une heure avant le repas, coupée
avec du lait ou une infusion, et réchauffée au bain-marie
jusqu'à la température de la source, trente-cinq degrés.
Pour ce second mode d'administration, l'Administration
des eaux expédie des bouteilles d'eau de Royat ne contenant
que son volume naturel de gaz. Voici ce qu'on lit à l'ar-

ticle *Eaux transportées*, dans les *Nouvelles recherches* de
M. le docteur Nivet :

« Pendant que nous étions chargé du service de clinique
médicale de l'école préparatoire de médecine et de phar-
macie de Clermont, nous avons employé, avec le plus
grand succès, l'eau minérale de Royat transportée, chez
des personnes atteintes de bronchites chroniques.

» Les eaux de Royat, bien bouchées et placées dans un
lieu frais, conservent leurs propriétés médicinales pendant
plusieurs mois. Au moment de s'en servir, on débouche la
bouteille, on la plonge dans de l'eau très-chaude ; et on
boit le liquide minéral quand il fait monter le thermomètre
centigrade à + 35 ou + 36° centigrades.

» Voici un autre procédé qui est plus expéditif : on ajoute
à un demi-verre d'eau minérale de Royat, un quart de
verre d'eau de gomme bouillante ou de lait très-chaud, et
on obtient ainsi la température nécessaire pour que le mélange puisse être bu immédiatement. »

VII.

Contre-indications.

Les malades atteints d'affections aiguës ne doivent pas faire usage des eaux de Royat.

Ces eaux ne conviennent pas non plus aux malades atteints de cancer, d'anévrisme avancé du cœur, de ramollissements du cerveau ou de la moëlle épinière, de prédisposition aux hémorragies actives ou de phthisie aiguë. La fièvre, quelle que soit sa cause, contre-indique l'usage des eaux. Une simple accélération du pouls ne contre-indique pas, loin de là, le traitement par les eaux de Royat.

L'aggravation des douleurs rhumatismales au début n'est jamais une contre-indication. Il n'en est pas toujours de même de l'excitation thermale qui se prolonge. Le médecin du malade aux eaux peut, dans ce cas, seul apprécier s'il y a lieu de cesser ou de continuer le traitement. Une routine regrettable veut que la durée du traitement thermal soit de vingt et un jours. Rien n'est plus faux dans la pratique. La durée du traitement varie pour chaque individu et pour chaque maladie.

VIII.

Soins hygiéniques.

M. le docteur Nivet a signalé dans ses recherches tous
les inconvénients que présentait pour les baigneurs de Royat
le séjour de Clermont. M. le docteur Dechambre, nous
l'avons vu, regrettait lui aussi la nécessité dans laquelle
se trouvaient les malades logés à Clermont de venir chaque
matin prendre leur bain à Royat. Il y a quelques années,
on ne pouvait qu'émettre des regrets ; mais grâce à la fortune croissante de Royat, il n'en est plus de même aujour-
d'hui ; l'on peut trouver dans les hôtels, encore augmentés
de nombre cette année, tout le confortable que la ville
seule fournissait autrefois. Les hôteliers de Royat rivalisent
d'efforts pour engager les malades à se fixer auprès des
thermes. C'est une condition essentielle d'un traitement
bien fait ; car il est très-important à la sortie du bain, des
des douches ou des salles d'aspiration, d'aller se coucher
pendant une heure, et surtout de ne franchir l'espace
qui sépare l'établissement de l'hôtel qu'en chaise à porteurs.
Ce n'est que dans les plus beaux jours de juillet ou d'août,
et après huit heures du matin seulement, que l'on peut
rentrer chez soi à pied. Il est essentiel en sortant du bain,
de la douche ou de l'aspiration, de ne rien faire qui puisse
entraver la transpiration provoquée. Je ne dis pas que les
traitements faits sans les précautions que j'indique soient
toujours sans résultats heureux ; mais ils peuvent être dan-

gereux , et M. Nivet a observé comme moi que, sans ces conditions, les guérisons et améliorations sont beaucoup moins constantes.

Il faut que le malade qui vient aux eaux consacre tout son temps au traitement thermal. Il ne doit pas seulement quitter ses affaires, mais ne pas rechercher avec trop d'ardeur les plaisirs du monde. Les veillées ne sont pas plus compatibles avec un traitement bien fait que les longues promenades. M. Bertrand disait que les étés pluvieux, au Mont-Dore, n'étaient pas les moins favorables aux malades, qui, ne pouvant pas se promener, ne se fatiguent pas et se soignent mieux. Des promenades en plein air, mesurées aux forces du malade, doivent suffire, et Royat présente, à cet égard, les ressources les plus variées. Dans un guide indicateur spécial, nous avons désigné tous les charmants sites de promenade si nombreux aux environs des thermes.

Un régime doux et réparateur, composé de viandes de boucherie et de volailles bouillies et rôties, de légumes verts cuits, de fruits cuits, d'œufs frais, de soupes, de potages, est celui qui convient le mieux aux malades en traitement, qui ne doivent pas obéir exclusivement aux exigences d'un appétit surexcité d'abord plutôt qu'augmenté. Les viandes grasses, les pâtisseries, les salades, les mets de haut goût doivent être proscrits durant le traitement.

Il est important d'être chaudement vêtu. Les vêtements de toile ou de coton ne conviennent pas aux personnes qui suivent un traitement thermal. Il faut que la peau , dont les fonctions sont stimulées, soit à l'abri du plus léger refroidissement. Les étoffes de laine et de demi-laine seules peuvent remplir ce but. Il est bon de ne pas sortir le soir sans un vêtement additionnel sur son bras dans le cas d'un abaissement de température, comme cela arrive souvent, à l'entrée de la nuit, dans les vallées profondes et ombragées.

Nous recommandons enfin aux personnes qui vont aux salles d'aspiration, de faire usage, dans la salle, d'un vêtement complet de laine, et de gros bas de laine surtout. Il y a pour le service des aspirations des peignoirs en laine qui servent à tout le monde. C'est une mauvaise économie pour un malade de ne pas avoir son propre vêtement. Nous ne saurions conseiller assez à chacun de se munir d'un costume complet.

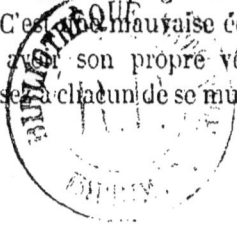

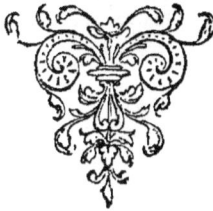

TABLE.

	Pages
I. — Bibliographie......................................	5
II. — Topographie.	12
III. — Historique......................................	14
IV. — Analyse chimique.............................	17
V. — Établissement thermal.........................	23
VI. — Action thérapeutique..........................	29
VII. — Contre-indications.	59
VIII. — Soins hygiéniques............................	60

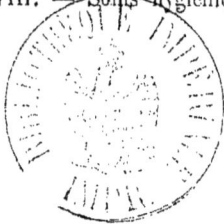

Clermont-Ferrand, imprimerie de Paul HUBLER, rue Barbançon.